51 Recetas de Jugos Para Solucionar la Acidez:

Reduzca y Prevenga la Acidez Bebiendo Jugos Deliciosos y Saludables

Por

Joe Correa CSN

DERECHOS DE AUTOR

Esta publicación está diseñada para proveer información precisa y autoritaria respecto al tema en cuestión. Es vendido con el entendimiento de que ni el autor ni el editor están envueltos en brindar consejo médico. Si éste fuese necesario, consultar con un doctor. Este libro es considerado una guía y no debería ser utilizado en ninguna forma perjudicial para su salud. Consulte con un médico antes de iniciar este plan nutricional para asegurarse que sea correcto para usted.

RECONOCIMIENTOS

Este libro está dedicado a mis amigos y familiares que han tenido una leve o grave enfermedad, para que puedan encontrar una solución y hacer los cambios necesarios en su vida.

51 Recetas de Jugos Para Solucionar la Acidez:

Reduzca y Prevenga la Acidez Bebiendo Jugos Deliciosos y Saludables

Por

Joe Correa CSN

CONTENIDOS

ACERCA DEL AUTOR

Luego de años de investigación, honestamente creo en los efectos positivos que una nutrición apropiada puede tener en el cuerpo y la mente. Mi conocimiento y experiencia me han ayudado a vivir más saludablemente a lo largo de los años y los cuales he compartido con familia y amigos. Cuanto más sepa acerca de comer y beber saludable, más pronto querrá cambiar su vida y sus hábitos alimenticios.

La nutrición es una parte clave en el proceso de estar saludable y vivir más, así que empiece ahora. El primer paso es el más importante y el más significativo.

INTRODUCCIÓN

51 Recetas de Jugos Para Solucionar la Acidez: Reduzca y Prevenga la Acidez Bebiendo Jugos Deliciosos y Saludables

Por Joe Correa CSN

Si alguna vez ha sentido acidez, usualmente descrita como "fuego en el pecho", entonces sabrá qué tan incómodo esta condición puede ser. Usualmente ocurre luego de comer un alimento pesado y grasoso, fumar mucho, o beber alcohol. Este problema es más común de lo que cree. Alrededor de 3 billones de personas en el mundo sufren de esta condición al menos una vez por día.

Los estilos de vida modernos, repletos de estrés, dietas pobres y malos hábitos alimenticios, con comidas poco saludables y procesadas, mucha cafeína, alcohol y bebidas carbonadas, tienen un efecto dañino en nuestro tracto digestivo y cuerpo entero.

En términos médicos, la acidez puede ser descrita como indigestión ácida. Esta sensación de quemazón en el pecho y/o abdomen superior aparece por la regurgitación de ácido gástrico al esófago. A diferencia del estómago, que está cubierto por células protectoras, nuestro esófago no tiene esta protección. Naturalmente, cuando los ácidos estomacales y jugos digestivos vuelven, causan una seria inflamación y daño al interior del esófago.

Prevenir la acidez debería ser su prioridad número uno para mantener su tracto digestivo normal y saludable. La mejor forma de hacer esto es cambiar sus hábitos alimenticios diarios. Los disparadores de acidez más comunes son:

- Alcohol
- Cafeína
- Medicamentos libres
- Bebidas carbonatadas
- Comidas y jugos ácidos
- Fumar

Estos irritantes incrementan la producción de ácido en el estómago, y deberían ser evitados. Sin embargo, hay mucho más que puede hacer para curar el daño causado por años e incluso décadas de malos hábitos alimenticios.

Esta colección de recetas de jugos fue designada para ayudarle a comer ingredientes deliciosos y sabrosos en unos pocos minutos. Incluyendo estas recetas a una dieta saludable diaria, le dará una nueva dimensión de beneficios de salud y sabores. Estas recetas para prevenir la acidez están basadas en ingredientes orgánicos frescos, y se enfocan en remover todas las toxinas y otros químicos encontrados en nuestro organismo.

Siéntase libre de ser creativo y añadir ingredientes adicionales si así lo desea.

51 RECETAS DE JUGOS PARA SOLUCIONAR LA ACIDEZ: REDUZCA Y PREVENGA LA ACIDEZ BEBIENDO JUGOS DELICIOSOS Y SALUDABLES

1.   Jugo de Espinaca y Pepino

Ingredientes:

1 taza de espinaca fresca, en trozos

1 taza de pepino, en rodajas

1 taza de col rizada fresca, en trozos

1 taza de Acelga, en trozos

¼ cucharadita de jengibre, molido

1 onza de agua

Preparación:

Combinar la espinaca, col rizada y acelga en un colador grande. Lavar bajo agua fría y colar. Trozar y dejar a un lado.

Lavar el pepino y cortarlo en rodajas finas. Rellenar un vaso medidor y reservar el resto en la nevera.

Combinar la espinaca, col rizada, acelga y pepino en una juguera, y pulsar. Transferir a un vaso y añadir el jengibre y agua.

Refrigerar 10 minutos antes de servir.

Información nutricional por porción: Kcal: 63, Proteínas: 9.9g, Carbohidratos: 16.7g, Grasas: 1.6g

2.   Jugo de Sandía y Remolacha

Ingredientes:

1 taza de sandía, en cubos

1 remolacha entera, en trozos

1 manzana Granny Smith pequeña, sin centro

Preparación:

Cortar la parte superior de la sandía. Cortar por la mitad y sacar un gajo grande. Pelar y cortar en cubos pequeño. Remover las semillas y rellenar un vaso medidor. Envolver el resto en film y refrigerar.

Lavar y recortar la remolacha. Trozar y dejar a un lado.

Lavar la manzana y cortarla por la mitad. Remover el centro y trozar. Dejar a un lado.

Combinar la sandía, remolacha y manzana en una juguera, y pulsar. Transferir a un vaso y refrigerar 15 minutos antes de servir.

Decorar con menta.

Información nutricional por porción: Kcal: 138, Proteínas: 2.8g, Carbohidratos: 38.9g, Grasas: 0.6g

3.   Jugo de Banana y Brócoli

Ingredientes:

1 banana grande, en trozos

2 tazas de brócoli, en trozos

1 taza de Lechuga romana, rallada

2 onzas de agua de coco

Preparación:

Pelar la banana y trozarla. Dejar a un lado.

Lavar el brócoli y recortar las capas externas. Trozar y rellenar un vaso medidor. Reservar el resto en la nevera.

Lavar la lechuga bajo agua fría. Rallarla y rellenar un vaso medidor. Reservar el resto.

Combinar la banana, brócoli y lechuga en una juguera, y pulsar. Transferir a un vaso y añadir el agua de coco.

Agregar hielo picado y servir inmediatamente.

Información nutricional por porción: Kcal: 153, Proteínas: 7.2g, Carbohidratos: 44.7g, Grasas: 1.3g

4.   Jugo de Aloe y Palta

Ingredientes:

1 taza de palta, en cubos

1 taza de verdes de ensalada, en trozos

1 taza de menta fresca, en trozos

1 manzana Dorada Deliciosa grande, sin centro

1 onza de jugo de aloe

Preparación:

Pelar la palta y cortarla por la mitad. Remover el carozo y cortar en cubos pequeños. Rellenar un vaso medidor y reservar el resto.

Combinar los verdes de ensalada y menta en un colador. Lavar bajo agua fría y colar. Trozar y dejar a un lado.

Lavar la manzana y cortarla por la mitad. Remover el centro y trozar. Dejar a un lado.

Combinar la palta, verdes de ensalada, menta y manzana en una juguera. Pulsar, transferir a un vaso y añadir el jugo de aloe.

Refrigerar 10 minutos antes de servir.

Información nutricional por porción: Kcal: 318, Proteínas: 5.6g, Carbohidratos: 47.7g, Grasas: 22.7g

5.   Jugo de Hinojo y Jengibre

Ingredientes:

1 bulbo de hinojo mediano

1 nudo de jengibre pequeño, sin piel

1 zanahoria mediana, en rodajas

1 hoja de repollo grande, en trozos

Preparación:

Lavar el hinojo y recortar las puntas verdes. Remover la capa externa y trozar. Dejar a un lado.

Pelar el nudo de jengibre y trozarlo. Dejar a un lado.

Lavar y pelar la zanahoria. Cortar en rodajas finas y dejar a un lado.

Lavar la hoja de repollo y romper con las manos. Dejar a un lado.

Combinar el hinojo, jengibre, zanahoria y repollo en una juguera, y pulsar. Transferir a un vaso y refrigerar antes de servir.

Información nutricional por porción: Kcal: 72, Proteínas: 4g, Carbohidratos: 25.9g, Grasas: 0.7g

6. Jugo de Pimiento y Coliflor

Ingredientes:

1 pimiento rojo grande, en trozos

1 taza de coliflor, en trozos

1 taza de Brotes de Bruselas, por la mitad

1 onza de agua

Preparación:

Lavar el pimiento y cortarlo por la mitad. Remover las semillas y trozar. Dejar a un lado.

Recortar las hojas externas de la coliflor. Lavarla y trozar. Rellenar un vaso medidor y reservar el resto en la nevera.

Lavar los brotes de Bruselas y recortar las capas marchitas. Cortar cada uno por la mitad y rellenar un vaso medidor. Dejar a un lado.

Combinar el pimiento, coliflor y brotes de Bruselas en una juguera, y pulsar. Transferir a un vaso y añadir el agua.

Servir inmediatamente.

Información nutricional por porción: Kcal: 106, Proteínas: 9.6g, Carbohidratos: 30.9g, Grasas: 1.3g

7.   Jugo de Calabaza y Manzana

Ingredientes:

1 taza de calabaza, en cubos

1 manzana verde pequeña, sin centro

1 pera pequeña, en trozos

1 nudo de jengibre pequeño, sin piel

1 onza de agua

Preparación:

Pelar la calabaza y cortarla por la mitad. Remover las semillas y cortar en cubos pequeños. Rellenar un vaso medidor y reservar el resto en la nevera.

Lavar la manzana y cortarla por la mitad. Remover el centro y trozar. Dejar a un lado.

Lavar la pera y cortarla por la mitad. Remover el centro y trozar. Dejar a un lado.

Pelar el jengibre y trozarlo. Dejar a un lado.

Combinar la calabaza, manzana, pera y jengibre en una juguera, y pulsar. Transferir a un vaso y añadir el agua.

Agregar un poco de hielo y servir inmediatamente.

Información nutricional por porción: Kcal: 167, Proteínas: 2.4g, Carbohidratos: 50.7g, Grasas: 0.6g

8.   Jugo de Apio y Espárragos

Ingredientes:

1 taza de apio, en trozos

1 taza de espárragos, recortados y en trozos

1 banana grande, sin piel y en trozos

1 nudo de jengibre pequeño, de 1 pulgada

1 onza de agua

Preparación:

Lavar los tallos de apio y trozarlos. Rellenar un vaso medidor y reservar el resto para otro jugo.

Lavar el espárrago y recortar las puntas. Trozar y dejar a un lado.

Pelar la banana y trozarla. Dejar a un lado.

Pelar el nudo de jengibre y trozarlo.

Combinar el apio, espárragos, banana y jengibre en una juguera, y pulsar. Transferir a un vaso y añadir el agua.

Agregar hielo picado y servir inmediatamente.

Información nutricional por porción: Kcal: 138, Proteínas: 5.3g, Carbohidratos: 40.3g, Grasas: 0.8g

9.   Jugo de Coliflor y Zanahoria

Ingredientes:

1 taza de coliflor, en trozos

1 taza de zanahorias, en rodajas

1 taza de repollo morado, en trozos

1 taza de verdes de ensalada, en trozos

Preparación:

Lavar la coliflor y recortar las hojas externas. Trozar y rellenar un vaso medidor. Reservar el resto.

Lavar y pelar las zanahorias. Cortar en rodajas finas y rellenar un vaso medidor. Dejar a un lado.

Combinar el repollo y verdes de ensalada en un colador. Lavar bajo agua fría y colar. Trozar y dejar a un lado.

Combinar la coliflor, zanahorias, repollo y verdes de ensalada en una juguera, y pulsar. Transferir a un vaso y refrigerar 10 minutos antes de servir.

Información nutricional por porción: Kcal: 138, Proteínas: 5.3g, Carbohidratos: 40.3g, Grasas: 0.8g

10. Jugo de Col Rizada y Banana

Ingredientes:

1 taza de col rizada fresca, en trozos

1 banana grande, sin piel y en trozos

1 manzana Granny Smith pequeña, sin centro

1 taza de Brotes de Bruselas, por la mitad

¼ cucharadita de jengibre, molido

1 onza de agua de coco

Preparación:

Lavar la col rizada bajo agua fría y colar. Trozar y dejar a un lado.

Pelar la banana y trozarla. Dejar a un lado.

Lavar la manzana y cortarla por la mitad. Remover el centro y trozar. Dejar a un lado.

Lavar los brotes de Bruselas y remover las capas marchitas. Cortar cada uno por la mitad y dejar a un lado.

Combinar la col rizada, banana, manzana y brotes de Bruselas en una juguera, y pulsar. Transferir a un vaso y añadir el agua de coco y jengibre.

Añadir hielo y servir inmediatamente.

Información nutricional por porción: Kcal: 223, Proteínas: 7.9g, Carbohidratos: 64.4g, Grasas: 1.6g

11.   Jugo de Puerro y Batata

Ingredientes:

1 puerro entero, en trozos

1 taza de batatas, en cubos

1 taza de verdes de nabo, en trozos

1 taza de pepino, en rodajas

1 zanahoria grande, en rodajas

¼ cucharadita de sal

1 onza de agua

Preparación:

Lavar el puerro y trozarlo. Dejar a un lado.

Pelar la batata y cortarla en cubos pequeños. Rellenar un vaso medidor y reservar el resto.

Poner los verdes de nabo en un colador y lavar bajo agua fría. Colar y romper con las manos. Dejar a un lado.

Pelar el pepino y cortarlo en rodajas finas. Rellenar un vaso medidor y reservar el resto en la nevera.

Lavar y pelar la zanahoria. Cortar en rodajas finas y dejar a un lado.

Combinar el puerro, batata, verdes de nabo, pepino y zanahoria en una juguera, y pulsar. Transferir a un vaso y añadir la sal y agua.

Servir frío.

Información nutricional por porción: Kcal: 186, Proteínas: 5.3g, Carbohidratos: 52.1g, Grasas: 0.7g

12.   Jugo de Coliflor y Col Rizada

Ingredientes:

2 tazas de coliflor, en trozos

1 taza de col rizada fresca, en trozos

1 taza de Lechuga romana, en trozos

1 taza de albahaca fresca, en trozos

1 taza de pepino, en rodajas

Preparación:

Lavar la cabeza de coliflor y recortar las hojas externas. Lavar y trozar. Rellenar un vaso medidor y reservar el resto en la nevera.

Combinar la col rizada, lechuga y albahaca en un colador grande. Lavar bajo agua fría y colar. Trozar y dejar a un lado.

Lavar el pepino y cortarlo en rodajas finas. Rellenar un vaso medidor y reservar el resto.

Combinar la coliflor, col rizada, lechuga, albahaca y pepino en una juguera, y pulsar. Transferir a un vaso y refrigerar 10 minutos antes de servir.

Información nutricional por porción: Kcal: 76, Proteínas: 8.6g, Carbohidratos: 20.6g, Grasas: 1.6g

13.   Jugo de Guayaba y Ananá

Ingredientes:

1 guayaba grande, en trozos

1 taza de ananá, en trozos

1 taza de pepino, en rodajas

1 taza de menta fresca, en trozos

1 onza de agua

Preparación:

Lavar y pelar la guayaba. Trozar y dejar a un lado.

Cortar la parte superior del ananá y pelarlo. Trozar y dejar a un lado.

Lavar el pepino y cortarlo en rodajas finas. Rellenar un vaso medidor y reservar el resto en la nevera.

Lavar la menta y colar. Romper con las manos y dejar a un lado.

Combinar la guayaba, ananá, pepino y menta en una juguera, y pulsar. Transferir a un vaso y añadir el agua.

Refrigerar 10 minutos antes de servir.

Información nutricional por porción: Kcal: 115, Proteínas: 3.6g, Carbohidratos: 35.2g, Grasas: 1.1g

14.   Jugo de Calabacín y Pera

Ingredientes:

1 calabacín pequeño, en rodajas

1 pera mediana, en trozos

1 banana mediana, en trozos

1 frutilla grande, en trozos

1 onza de agua

Preparación:

Lavar el calabacín y trozar. Dejar a un lado.

Lavar la pera y cortarla por la mitad. Remover el centro y trozar. Dejar a un lado.

Pelar la banana y trozarla. Dejar a un lado.

Lavar la frutilla y remover las hojas. Trozar y dejar a un lado.

Combinar el calabacín, pera, banana y frutilla en una juguera, y pulsar. Transferir a un vaso y añadir el agua.

Agregar hielo picado y servir inmediatamente.

Información nutricional por porción: Kcal: 191, Proteínas: 3.5g, Carbohidratos: 59.1g, Grasas: 1.1g

15.   Jugo de Melón y Menta

Ingredientes:

1 gajo grande de melón dulce, en trozos

1 taza de menta fresca, en trozos

1 taza de verdes de mostaza, en trozos

1 manzana Granny Smith pequeña, sin centro

1 onza de agua

Preparación:

Cortar el melón por la mitad. Cortar un gajo grande y pelarlo. Trozar y dejar a un lado. Envolver el resto en film y refrigerar.

Combinar la menta y verdes de mostaza en un colador y lavar bien. Colar y trozar. Dejar a un lado.

Lavar la manzana y cortarla por la mitad. Remover el centro y trozar. Dejar a un lado.

Combinar el melón, menta, verdes de mostaza y manzana en una juguera, y pulsar.

Transferir a un vaso y añadir el agua. Refrigerar 10 minutos antes de servir.

Información nutricional por porción: Kcal: 139, Proteínas: 4.1g, Carbohidratos: 40.5g, Grasas: 0.9g

16.   Jugo de Brotes de Bruselas y Calabaza

Ingredientes:

2 tazas de Brotes de Bruselas, por la mitad

1 taza de calabaza, en cubos

2 zanahorias grandes, en rodajas

1 nudo de jengibre pequeño, sin piel y en trozos

1 onza de agua

Preparación:

Lavar los brotes de Bruselas y recortar las capas marchitas. Cortar cada uno por la mitad y dejar a un lado.

Cortar la calabaza por la mitad y remover las semillas. Para una taza, necesitará un gajo grande. Cortarlo y pelarlo. Trozar y rellenar un vaso medidor. Reservar el resto en la nevera.

Lavar y pelar las zanahorias. Cortar en rodajas finas y dejar a un lado.

Pelar el nudo de jengibre y trozarlo. Dejar a un lado.

Combinar los brotes de Bruselas, calabaza, zanahorias y jengibre en una juguera y pulsar. Transferir a un vaso y añadir el agua.

Agregar hielo y servir inmediatamente.

Información nutricional por porción: Kcal: 127, Proteínas: 8.5g, Carbohidratos: 38.2g, Grasas: 1.1g

17.   Jugo de Sandía y Cantalupo

Ingredientes:

1 taza de sandía, en cubos

1 taza de cantalupo, en cubos

1 banana pequeña, en trozos

¼ cucharadita de canela, molida

Preparación:

Cortar la sandía por la mitad. Para una taza, necesitará un gajo grande. Pelarlo y cortar en cubos pequeños. Remover las semillas y rellenar un vaso medidor. Reservar el resto en la nevera.

Cortar el cantalupo por la mitad y remover las semillas. Cortar y pelar 2 gajos medianos. Rellenar un vaso medidor y reservar el resto.

Pelar y trozar la banana. Dejar a un lado.

Combinar la sandía, cantalupo y banana en una juguera, y pulsar. Transferir a un vaso y añadir la canela. Refrigerar por 10 minutos antes de servir.

Información nutricional por porción: Kcal: 171, Proteínas: 3.4g, Carbohidratos: 47.3g, Grasas: 0.8g

18.   Jugo de Batata y Repollo

Ingredientes:

1 taza de batatas, en cubos

1 alcachofa mediana, en trozos

1 taza de pepino, en rodajas

1 taza de repollo verde, en trozos

Preparación:

Pelar la batata y cortarla en cubos pequeños. Rellenar un vaso medidor y reservar el resto para otro jugo. Dejar a un lado.

Pelar la alcachofa y trozarla. Dejar a un lado.

Lavar el pepino y cortarlo en rodajas finas. Rellenar un vaso medidor y reservar el resto.

Lavar el repollo bajo agua fría y romper con las manos. Dejar a un lado.

Combinar la batata, alcachofa, pepino y repollo en una juguera, y pulsar. Transferir a un vaso y refrigerar 10 minutos antes de servir.

Información nutricional por porción: Kcal: 150, Proteínas: 7.7g, Carbohidratos: 47.3g, Grasas: 0.4g

19.   Jugo de Manzana y Jengibre

Ingredientes:

1 manzana Granny Smith pequeña, sin centro

1 nudo de jengibre pequeño, sin piel y en rodajas

1 pera pequeña, sin centro y en trozos

1 banana pequeña, sin piel y en trozos

1 taza de espinaca fresca, en trozos

Preparación:

Lavar la manzana y cortarla por la mitad. Remover el centro y trozar. Dejar a un lado.

Pelar el nudo de jengibre y trozarlo. Dejar a un lado.

Lavar la pera y remover el centro. Trozar y dejar a un lado.

Pelar la banana y trozarla. Dejar a un lado.

Lavar la espinaca bajo agua fría. Colar y trozar. Dejar a un lado.

Combinar la manzana, jengibre, pera, banana y espinaca en una juguera, y pulsar. Transferir a un vaso y refrigerar 10 minutos antes de servir.

Información nutricional por porción: Kcal: 247, Proteínas: 1.7g, Carbohidratos: 73.9g, Grasas: 1.7g

20.   Jugo de Alcachofa y Brócoli

Ingredientes:

1 alcachofa mediana, en trozos

1 taza de brócoli fresco, en trozos

1 taza de Acelga, en trozos

1 taza de pepino, en rodajas

1 onza de agua

Preparación:

Recortar las hojas externas de la alcachofa. Lavar y trozar. Dejar a un lado.

Lavar el brócoli y trozarlo. Rellenar un vaso medidor y reservar el resto. Dejar a un lado.

Lavar la acelga bajo agua fría. Colar y trozar. Rellenar un vaso medidor y reservar el resto en la nevera.

Lavar el pepino y cortarlo en rodajas finas. Rellenar un vaso medidor y reservar el resto en la nevera. Dejar a un lado.

Combinar la alcachofa, brócoli, acelga y pepino en una juguera, y pulsar. Transferir a un vaso y añadir el agua.

Refrigerar 10 minutos antes de servir.

Información nutricional por porción: Kcal: 65, Proteínas: 7.7g, Carbohidratos: 22.7g, Grasas: 0.6g

21.   Jugo de Espinaca y Espárragos

Ingredientes:

1 taza de espinaca fresca, en trozos

1 gajo mediano de melón dulce

1 taza de espárragos silvestres frescos, recortados y en trozos

¼ cucharadita de jengibre, molido

Preparación:

Poner la espinaca en un colador y lavarla bajo agua fría. Colar y trozar. Rellenar un vaso medidor y dejar a un lado. Reservar el resto en la nevera.

Cortar el melón por la mitad. Remover las semillas y cortar un gajo mediano. Pelarlo y trozar. Dejar a un lado.

Lavar el espárrago y recortar las puntas. Trozar y dejar a un lado.

Combinar la espinaca, melón y espárragos en una juguera y pulsar. Transferir a un vaso y añadir el jengibre. Agregar hielo y servir inmediatamente.

Información nutricional por porción: Kcal: 85, Proteínas: 9.6g, Carbohidratos: 24.2g, Grasas: 1.2g

22.   Jugo de Apio y Puerro

Ingredientes:

2 tazas de apio, en trozos

1 puerro entero, en trozos

1 taza de pepino, en rodajas

1 taza de albahaca fresca, en trozos

Preparación:

Lavar el apio y trozarlo. Rellenar un vaso medidor y reservar el resto. Dejar a un lado.

Lavar el puerro y trozarlo. Dejar a un lado.

Lavar el pepino y cortarlo en rodajas finas. Rellenar un vaso medidor y reservar el resto.

Lavar la albahaca bajo agua fría y colar. Trozar y dejar a un lado.

Combinar el apio, puerro, pepino y albahaca en una juguera, y pulsar. Transferir a un vaso y refrigerar 10 minutos.

Información nutricional por porción: Kcal: 79, Proteínas: 3.8g, Carbohidratos: 21.2g, Grasas: 0.8g

23. Jugo de Coco y Mango

Ingredientes:

1 taza de mango, en trozos

1 zanahoria grande, en rodajas

1 manzana Granny Smith pequeña, sin centro y en trozos

1 onza de agua de coco

Preparación:

Pelar el mango y trozarlo. Rellenar un vaso medidor y reservar el resto.

Lavar y pelar la zanahoria. Trozar y dejar a un lado.

Lavar la manzana y cortarla por la mitad. Remover el centro y trozar. Dejar a un lado.

Combinar el mango, zanahoria y manzana en una juguera, y pulsar. Transferir a un vaso y añadir el agua de coco. Agregar hielo picado y servir inmediatamente.

Información nutricional por porción: Kcal: 179, Proteínas: 2.6g, Carbohidratos: 51.2g, Grasas:1.1g

24.   Jugo de Calabaza y Zanahoria

Ingredientes:

1 taza de calabaza almizclera, en cubos

4 zanahorias bebé, en rodajas

1 taza de repollo verde, en trozos

1 taza de pepino, en rodajas

¼ cucharadita de cúrcuma, molida

Preparación:

Cortar la calabaza almizclera por la mitad. Remover las semillas y cortar un gajo grande. Pelarlo y cortar en cubos pequeños. Reservar el resto en la nevera.

Lavar y pelar las zanahorias. Cortar en rodajas finas y dejar a un lado.

Lavar el repollo bajo agua fría. Trozar y rellenar un vaso medidor. Reservar el resto.

Lavar el pepino y cortarlo en rodajas finas. Rellenar el vaso medidor y reservar el resto.

Combinar la calabaza, zanahorias, repollo y pepino en una juguera, y pulsar. Transferir a un vaso y añadir la cúrcuma.

Refrigerar 15 minutos antes de servir.

Información nutricional por porción: Kcal: 108, Proteínas: 4.1g, Carbohidratos: 35g, Grasas: 0.6g

25. Jugo de Uva y Pera

Ingredientes:

1 taza de uvas verdes

1 pera mediana, en trozos

1 calabacín pequeño, en cubos pequeños

¼ cucharadita de canela, molida

3 cucharadas de agua de coco

Preparación:

Lavar las uvas y rellenar un vaso medidor. Dejar a un lado.

Lavar la pera y cortarla por la mitad. Remover el centro y trozar. Dejar a un lado.

Pelar el calabacín y cortarlo en cubos pequeños. Dejar a un lado.

Combinar las uvas, pera y calabacín en una juguera, y pulsar. Transferir a un vaso y añadir la canela y agua de coco.

Agregar hielo picado y servir inmediatamente.

Información nutricional por porción: Kcal: 153, Proteínas: 2.6 g, Carbohidratos: 46.6g, Grasas: 0.9g

26.   Jugo de Apio y Banana

Ingredientes:

1 banana mediana, sin piel y en trozos

1 taza de apio, en trozos

1 taza de sandía, en cubos

1 onza de agua

Preparación:

Pelar la banana y trozarla. Dejar a un lado.

Lavar el apio y trozarlo. Rellenar un vaso medidor y reservar el resto.

Cortar la sandía por la mitad. Para una taza, necesitará un gajo grande. Pelarlo y cortarlo en cubos pequeños. Remover las semillas y rellenar un vaso medidor. Reservar el resto en la nevera.

Combinar la banana, apio y sandía en una juguera y pulsar. Transferir a un vaso y añadir el agua.

Agregar hielo y servir inmediatamente.

Información nutricional por porción: Kcal: 147, Proteínas: 2.9g, Carbohidratos: 41.4g, Grasas: 0.8g

27.   Jugo de Repollo y Lechuga

Ingredientes:

1 taza de repollo verde, en trozos

1 taza de Lechuga romana, en trozos

1 taza de brócoli, en trozos

1 taza de pepino, en rodajas

¼ cucharadita de sal

Preparación:

Lavar el repollo y lechuga en un colador bajo agua fría, y colar. Trozar y dejar a un lado.

Lavar el brócoli y recortar la parte blanca. Trozar y rellenar un vaso medidor. Dejar a un lado.

Lavar el pepino y cortarlo en rodajas finas. Rellenar un vaso medidor y reservar el resto en la nevera.

Combinar el repollo, lechuga, brócoli y pepino en una juguera, y pulsar. Transferir a un vaso y añadir la sal.

Agregar hielo y servir inmediatamente.

Información nutricional por porción: Kcal: 58, Proteínas: 5.7g, Carbohidratos: 19.8g, Grasas: 0.7g

28.   Jugo de Durazno y Cantalupo

Ingredientes:

3 duraznos medianos, sin carozo y en trozos

1 gajo pequeño de cantalupo

1 taza de ananá, en trozos

¼ cucharadita de canela, molida

Preparación:

Lavar los duraznos y cortarlos por la mitad. Remover los carozos y trozar. Dejar a un lado.

Cortar el cantalupo por la mitad y remover las semillas. Cortar y pelar 2 gajos medianos. Rellenar un vaso medidor y reservar el resto.

Cortar la parte superior del ananá y pelarlo. Trozar, rellenar un vaso medidor y dejar a un lado.

Combinar los duraznos, cantalupo y ananá en una juguera, y pulsar. Transferir a un vaso y añadir la canela.

Refrigerar 10 minutos antes de servir.

Información nutricional por porción: Kcal: 237, Proteínas: 5.4g, Carbohidratos: 69.1g, Grasas: 5.4g

29.   Jugo de Guayaba y Zanahoria

Ingredientes:

1 guayaba grande, en trozos

1 zanahoria mediana, en rodajas

1 taza de pepino, en rodajas

1 manzana mediana, sin centro y en trozos

2 cucharadas de agua de coco

Preparación:

Lavar la guayaba y trozarla. Dejar a un lado.

Lavar y pelar la zanahoria. Cortar en rodajas finas y dejar a un lado.

Lavar el pepino y cortarlo en rodajas finas. Rellenar un vaso medidor y reservar el resto.

Lavar la manzana y cortarla por la mitad. Remover el centro y trozar. Dejar a un lado.

Combinar la guayaba, zanahoria, pepino y manzana en una juguera, y pulsar. Transferir a un vaso y añadir el agua de coco.

Agregar hielo y servir inmediatamente.

Información nutricional por porción: Kcal: 128, Proteínas: 3.1g, Carbohidratos: 38.3g, Grasas: 1.1g

30. Jugo de Frijoles y Nabo

Ingredientes:

1 taza de frijoles verdes, en trozos

2 tazas de verdes de nabo, en trozos

1 manzana Granny Smith pequeña, en trozos

1 taza de pepino, en rodajas

1 nudo de jengibre pequeño, sin piel y en trozos

Preparación:

Lavar los frijoles y ponerlos en una olla profunda. Añadir 2 tazas de agua y hervir. Remover del fuego y colar. Dejar enfriar completamente y luego trozar.

Lavar los verdes de nabo bajo agua fría. Trozar y dejar a un lado.

Lavar la manzana y cortarla por la mitad. Remover el centro y trozar. Dejar a un lado.

Lavar el pepino y cortarlo en rodajas finas. Rellenar un vaso medidor y reservar el resto en la nevera. Dejar a un lado.

Pelar el jengibre y trozarlo. Dejar a un lado.

Combinar los frijoles, verdes de nabo, manzana, pepino y jengibre en una juguera, y pulsar. Transferir a un vaso y añadir algunos cubos de hielo.

Servir inmediatamente.

Información nutricional por porción: Kcal: 122, Proteínas: 3.7g, Carbohidratos: 34.2g, Grasas: 0.8g

31.   Jugo de Espinaca y Aloe

Ingredientes:

1 taza de espinaca fresca, en trozos

1 taza de col rizada fresca, en trozos

1 taza de pepino, en rodajas

1 taza de hinojo, en trozos

1 cucharada de jugo de aloe vera

Preparación:

Combinar la espinaca y col rizada en un colador grande. Lavar bajo agua fría y colar. Trozar y dejar a un lado.

Lavar el pepino y cortarlo en rodajas finas. Rellenar un vaso medidor y reservar el resto.

Lavar el hinojo y recortar las puntas verdes. Remover la capa externa y trozar. Dejar a un lado.

Combinar la espinaca, col rizada, pepino e hinojo en una juguera y pulsar. Transferir a un vaso y añadir el jugo de aloe.

Refrigerar 10 minutos antes de servir.

Información nutricional por porción: Kcal: 74, Proteínas: 10.3g, Carbohidratos: 34.2g, Grasas: 0.8g

32. Jugo de Banana y Menta

Ingredientes:

2 bananas grandes, sin piel y en trozos

1 taza de menta fresca, en trozos

1 manzana pequeña, sin centro

2 frutillas grandes, en trozos

2 onzas de agua

Preparación:

Pelar las bananas y trozarlas. Dejar a un lado.

Lavar la menta y trozarla. Rellenar un vaso medidor y dejar a un lado.

Lavar la manzana y cortarla por la mitad. Remover el centro y trozar. Dejar a un lado.

Lavar las frutillas y remover las hojas. Trozar y dejar a un lado.

Combinar las bananas, menta, manzana y frutillas en una juguera, y pulsar. Transferir a un vaso y añadir el agua.

Agregar hielo y servir inmediatamente.

Información nutricional por porción: Kcal: 294, Proteínas: 4.5g, Carbohidratos: 86.1g, Grasas: 1.4g

33.   Jugo de Acelga y Ananá

Ingredientes:

2 tazas de Acelga, en trozos

1 taza de ananá, en trozos

1 taza de sandía, en cubos

¼ cucharadita de jengibre, molido

Preparación:

Lavar la acelga bajo agua fría. Colar y trozar. Dejar a un lado.

Cortar la parte superior del ananá y pelarlo. Trozar, rellenar un vaso medidor y dejar a un lado.

Cortar la parte superior de la sandía. Cortar por la mitad y sacar un gajo grande. Pelar y cortar en cubos pequeño. Remover las semillas y rellenar un vaso medidor. Envolver el resto en film y refrigerar.

Combinar la acelga, ananá y sandía en una juguera, y pulsar. Transferir a un vaso y añadir el jengibre.

Agregar hielo y servir inmediatamente.

Información nutricional por porción: Kcal: 127, Proteínas: 3.1g, Carbohidratos: 35.8g, Grasas: 0.6g

34.   Jugo de Brotes y Coliflor

Ingredientes:

2 tazas de Brotes de Bruselas, por la mitad

1 taza de coliflor, en trozos

1 taza de pepino, en rodajas

1 taza de verdes de mostaza, en trozos

1 onza de agua

Preparación:

Lavar los brotes de Bruselas y recortar las hojas marchitas. Cortar cada uno por la mitad y rellenar un vaso medidor. Reservar el resto.

Recortar las hojas externas de la coliflor. Trozar y rellenar un vaso medidor. Reservar el resto.

Lavar el pepino y cortarlo en rodajas finas. Rellenar un vaso medidor y reservar el resto en la nevera.

Lavar los verdes de mostaza bajo agua fría. Colar y trozar. Dejar a un lado.

Combinar los brotes de Bruselas, coliflor, pepino y verdes de mostaza en una juguera, y pulsar. Transferir a un vaso y añadir el agua.

Información nutricional por porción: Kcal: 91, Proteínas: 10.3g, Carbohidratos: 27.5g, Grasas: 1.1g

35.   Jugo de Frutilla y Sandía

Ingredientes:

8 frutillas grandes, en trozos

1 taza de sandía, en cubos

1 taza de menta fresca, en trozos

1 manzana Granny Smith pequeña, sin centro y en trozos

¼ cucharadita de canela, molida

Preparación:

Lavar las frutillas y remover las ramas. Trozar y dejar a un lado.

Cortar la parte superior de la sandía, y cortarla por la mitad. Remover un gajo grande, pelarlo y trozar en cubos pequeños. Remover las semillas y rellenar un vaso medidor. Envolver el resto en film y refrigerar.

Lavar la menta y colar. Romper con las manos y dejar a un lado.

Lavar la manzana y cortarla por la mitad. Remover el centro y trozar. Dejar a un lado.

Combinar las frutillas, sandía, menta y manzana en una juguera, y pulsar. Transferir a un vaso y añadir la canela.

Agregar hielo picado y servir inmediatamente.

Información nutricional por porción: Kcal: 154, Proteínas: 3.5g, Carbohidratos: 45.8g, Grasas: 1.1g

36. Jugo de Damasco y Manzana

Ingredientes:

3 damascos enteros, en trozos

1 manzana pequeña, en trozos

1 banana mediana, en rodajas

1 tallo de apio mediano, en trozos

Preparación:

Lavar los damascos y cortarlos por la mitad. Remover los carozos y trozar. Dejar a un lado.

Lavar la manzana y cortarla por la mitad. Remover el centro y trozar. Dejar a un lado.

Pelar la banana y trozarla. Dejar a un lado.

Lavar el tallo de apio y trozar. Dejar a un lado.

Combinar los damascos, manzana, banana y apio en una juguera, y pulsar. Transferir a un vaso y añadir hielo.

Servir inmediatamente.

Información nutricional por porción: Kcal: 154, Proteínas: 3.5g, Carbohidratos: 45.8g, Grasas: 1.1g

37.   Jugo de Calabacín y Chirivías

Ingredientes:

1 calabacín pequeño, en trozos

1 taza de chirivías, en rodajas

1 taza de berro, en trozos

1 taza de pepino, en rodajas

Preparación:

Pelar el calabacín y cortarlo en rodajas finas. Dejar a un lado.

Lavar las chirivías y recortar las partes verdes. Pelar y cortar en rodajas finas. Dejar a un lado.

Lavar el berro bajo agua fría. Colar y trozar. Dejar a un lado.

Lavar el pepino y cortarlo en rodajas finas. Rellenar un vaso medidor y reservar el resto.

Combinar el calabacín, chirivías, berro y pepino en una juguera, y pulsar. Transferir a un vaso y añadir el agua.

Agregar hielo y servir inmediatamente.

Información nutricional por porción: Kcal: 99, Proteínas: 4.2g, Carbohidratos: 29.9g, Grasas: 0.9g

38.   Jugo de Rábano y Puerro

Ingredientes:

5 rábanos grandes, en trozos

2 puerro enteros, en trozos

2 tazas de pepino, en rodajas

2 tazas de lechuga colorada, rallada

1 taza de espárragos, recortados

Preparación:

Lavar los rábanos y recortar las partes verdes. Pelar y cortar en rodajas finas. Dejar a un lado.

Lavar los puerros y trozar. Dejar a un lado.

Lavar el pepino y cortar en rodajas finas. Rellenar un vaso medidor y reservar el resto en la nevera.

Lavar la lechuga bajo agua fría. Rallar y rellenar un vaso medidor. Reservar el resto.

Lavar el espárrago y recortar las puntas. Trozar y dejar a un lado.

Combinar los rábanos, puerro, pepino, lechuga y espárragos en una juguera, y pulsar. Transferir a un vaso y añadir hielo picado antes de servir.

Información nutricional por porción: Kcal: 137, Proteínas: 7.3g, Carbohidratos: 37g, Grasas: 1g

39. Jugo de Melón Dulce y Palta

Ingredientes:

1 gajo grande de melón dulce, en trozos

1 taza de palta, en cubos

1 taza de mango, en trozos

1 nudo de jengibre pequeño, en rodajas

1 onza de agua

Preparación:

Cortar el melón por la mitad. Cortar un gajo grande y pelarlo. Trozar y dejar a un lado. Envolver el resto en film y refrigerar.

Pelar la palta y cortarla por la mitad. Remover el carozo y cortar en cubos pequeños. Rellenar un vaso medidor y reservar el resto en la nevera.

Pelar el mango y trozarlo. Rellenar un vaso medidor y reservar el resto en la nevera.

Pelar el nudo de jengibre y trozarlo. Dejar a un lado.

Combinar el melón, palta, mango y jengibre en una juguera, y pulsar. Transferir a un vaso y añadir el agua.

Agregar hielo y servir inmediatamente.

Información nutricional por porción: Kcal: 347, Proteínas: 5.3g, Carbohidratos: 53.1g, Grasas: 22.8g

40. Jugo de Calabaza

Ingredientes:

1 taza de zapallo calabaza, en cubos

1 taza de calabaza, en trozos

1 taza de pepino, en rodajas

¼ cucharadita de cúrcuma, molida

¼ cucharadita de sal

2 cucharadas de agua

Preparación:

Cortar el zapallo calabaza por la mitad. Remover las semillas y limpiarlo por dentro. Pelar y cortar en cubos. Rellenar un vaso medidor y envolver el resto en film.

Pelar la calabaza y cortarla por la mitad. Remover las semillas y cortar en cubos pequeños. Rellenar un vaso medidor y reservar el resto en la nevera.

Lavar el pepino y cortarlo en rodajas finas. Rellenar un vaso medidor y reservar el resto en la nevera.

Combinar el zapallo calabaza, calabaza y pepino en una juguera y pulsar. Transferir a un vaso y añadir la cúrcuma y agua.

Refrigerar 10 minutos antes de servir.

Información nutricional por porción: Kcal: 73, Proteínas: 4.1g, Carbohidratos: 19.3g, Grasas: 0.9g

41.   Jugo de Albahaca y Palta

Ingredientes:

1 taza de albahaca fresca, en trozos

1 taza de palta, en cubos

1 manzana Granny Smith pequeña, sin centro

1 durazno pequeño, en trozos

1 onza de agua

Preparación:

Lavar la albahaca bajo agua fría. Colar y trozar. Dejar a un lado.

Pelar la palta y cortarla por la mitad. Remover el carozo y cortar en cubos pequeños. Rellenar un vaso medidor y reservar el resto.

Lavar la manzana y cortarla por la mitad. Remover el centro y trozar. Dejar a un lado.

Lavar el durazno y cortarlo por la mitad. Remover el carozo y trozar. Dejar a un lado.

Combinar la albahaca, palta, manzana y durazno en una juguera, y pulsar. Transferir a un vaso y añadir el agua.

Agregar hielo y servir inmediatamente.

Información nutricional por porción: Kcal: 315, Proteínas: 5.6g, Carbohidratos: 45.4g, Grasas: 22.7g

42. Jugo de Zanahoria y Ananá

Ingredientes:

1 zanahoria grande, en rodajas

1 taza de ananá, en trozos

1 taza de moras

1 onza de agua

Preparación:

Lavar y pelar la zanahoria. Trozar y dejar a un lado.

Cortar la parte superior del ananá y pelarlo. Trozar y rellenar un vaso medidor. Reservar el resto. Dejar a un lado.

Lavar las moras usando un colador. Colar y dejar a un lado.

Combinar la zanahoria, ananá y moras en una juguera, y pulsar Transferir a un vaso y añadir el agua.

Agregar hielo y servir inmediatamente.

Información nutricional por porción: Kcal: 127, Proteínas: 3.6g, Carbohidratos: 42.4g, Grasas: 1.1g

43. Jugo de Batata y Jengibre

Ingredientes:

1 taza de batatas, en trozos

1 nudo de jengibre, en rodajas

1 zanahoria grande, en rodajas

1 taza de pepino, en rodajas

2 onzas de agua

Preparación:

Pelar la batata y trozarla. Rellenar un vaso medidor y reservar el resto. Dejar a un lado.

Pelar el nudo de jengibre y cortarlo en rodajas finas. Dejar a un lado.

Lavar y pelar la zanahoria. Cortar en rodajas finas y dejar a un lado.

Lavar el pepino y cortarlo en rodajas finas. Rellenar un vaso medidor y reservar el resto.

Combinar la batata, jengibre, zanahoria y pepino en una juguera, y pulsar. Transferir a un vaso y añadir el agua.

Información nutricional por porción: Kcal: 132, Proteínas: 3.2g, Carbohidratos: 36.6g, Grasas: 0.4g

44. Jugo de Pera y Frambuesa

Ingredientes:

2 peras medianas, en trozos

1 taza de pepino, en rodajas

1 banana mediana, en rodajas

1 taza de frambuesas

Preparación:

Lavar la pera y cortarla por la mitad. Remover el centro y trozar. Dejar a un lado.

Lavar el pepino y cortarlo en rodajas finas. Rellenar un vaso medidor y reservar el resto.

Pelar la banana y trozarla. Dejar a un lado.

Lavar las frambuesas usando un colador. Colar y dejar a un lado.

Combinar la pera, pepino, banana y frambuesas en una juguera, y pulsar. Transferir a un vaso y añadir hielo picado.

Servir inmediatamente.

Información nutricional por porción: Kcal: 290, Proteínas: 4.4g, Carbohidratos: 97.7g, Grasas: 1.8g

45. Jugo de Papaya y Menta

Ingredientes:

1 papaya grande, en trozos

1 taza de menta fresca, en trozos

1 manzana Granny Smith pequeña, sin centro

1 cucharada de agua de coco

Preparación:

Pelar la papaya y cortarla por la mitad. Remover las semillas y trozar. Dejar a un lado.

Lavar la menta bajo agua fría. Trozar y dejar a un lado.

Lavar la manzana y cortarla por la mitad. Remover el centro y trozar. Dejar a un lado.

Combinar la papaya, menta y manzana en una juguera, y pulsar. Transferir a un vaso y añadir el agua de coco.

Refrigerar 10 minutos antes de servir.

Información nutricional por porción: Kcal: 290, Proteínas: 4.4g, Carbohidratos: 97.7g, Grasas: 1.8g

46.   Jugo de Camomila

Ingredientes:

1 cucharadita de té camomila

2 zanahorias grandes, en rodajas

1 taza de sandía, en cubos

1 taza de pepino, en rodajas

2 cucharadas de agua caliente

¼ cucharadita de jengibre, molido

Preparación:

Combinar el té camomila y agua caliente en una taza pequeña. Remojar por 5 minutos. Dejar a un lado.

Lavar y pelar las zanahorias. Cortar en rodajas finas y dejar a un lado.

Cortar la parte superior de la sandía. Cortar por la mitad y remover un gajo grande. Pelar y cortar en cubos pequeños. Remover las semillas y rellenar un vaso medidor. Reservar el resto en la nevera.

Lavar el pepino y cortarlo en rodajas finas. Rellenar un vaso medidor y reservar el resto.

Combinar el té camomila, zanahoria, sandía y pepino en una juguera, y pulsar.

Transferir a un vaso y añadir el jengibre. Refrigerar 10 minutos antes de servir.

Información nutricional por porción: Kcal: 96, Proteínas: 2.6g, Carbohidratos: 27.2g, Grasas: 0.6g

47. Jugo de Manzana y Aloe

Ingredientes:

1 manzana Granny Smith pequeña, sin centro

1 cucharada de jugo de aloe

1 taza de pepino, en rodajas

1 banana mediana, en rodajas

1 tallo de apio grande, en trozos

Preparación:

Lavar la manzana y cortarla por la mitad. Remover el centro y trozar. Dejar a un lado.

Lavar el pepino y cortarlo en rodajas finas. Rellenar un vaso medidor y reservar el resto.

Pelar y trozar la banana. Dejar a un lado.

Lavar el tallo de apio y trozarlo. Dejar a un lado.

Combinar la manzana, pepino, banana y apio en una juguera. Pulsar.

Transferir a un vaso y añadir el jugo de aloe.

Agregar hielo picado y servir inmediatamente.

Información nutricional por porción: Kcal: 174, Proteínas: 2.7g, Carbohidratos: 50.3g, Grasas: 0.8g

48.   Jugo de Palta y Calabacín

Ingredientes:

1 taza de palta, en cubos

1 calabacín mediano

1 puerro entero, en trozos

2 varas de espárragos medianas

3 cucharadas de agua

Preparación:

Pelar la palta y cortarla por la mitad. Remover el carozo y cortar en cubos. Rellenar un vaso medidor y reservar el resto en la nevera.

Pelar el calabacín y trozarlo. Dejar a un lado.

Lavar el puerro y trozarlo. Dejar a un lado.

Combinar la palta, calabacín, puerro y espárragos en una juguera, y pulsar. Transferir a un vaso y añadir agua.

Refrigerar 10 minutos antes de servir.

Información nutricional por porción: Kcal: 277, Proteínas: 22.9g, Carbohidratos: 32.7g, Grasas: 22.9g

49. Jugo de Ananá y Menta

Ingredientes:

1 taza de ananá, en trozos

1 taza de menta fresca, en trozos

1 taza de berro, en trozos

1 taza de Lechuga romana, en trozos

¼ cucharadita de jengibre, molido

Preparación:

Cortar la parte superior del ananá y pelarlo. Trozar y dejar a un lado.

Combinar el berro, menta y lechuga en un colador grande. Lavar bajo agua fría y romper con las manos. Dejar a un lado.

Combinar el ananá, menta, berro y lechuga en una juguera, y pulsar.

Transferir a un vaso y añadir hielo antes de servir.

Información nutricional por porción: Kcal: 90, Proteínas: 3.2g, Carbohidratos: 27.3g, Grasas: 0.6g

50.   Jugo de Melón y Jengibre

Ingredientes:

1 taza de sandía, en cubos

1 gajo mediano de melón dulce

1 nudo de jengibre pequeño, sin piel y en trozos

1 zanahoria mediana, en rodajas

1 banana pequeña, en trozos

Preparación:

Cortar la parte superior de la sandía. Cortar por la mitad y sacar un gajo grande. Pelar y cortar en cubos pequeño. Remover las semillas y rellenar un vaso medidor. Envolver el resto en film y refrigerar.

Cortar el melón por la mitad. Remover un gajo grande y pelarlo. Trozar y dejar a un lado. Envolver el resto en film y refrigerar para otro jugo.

Pelar el jengibre y trozarlo. Dejar a un lado.

Lavar y pelar la zanahoria. Cortar en rodajas finas y dejar a un lado.

Pelar y trozar la banana. Dejar a un lado.

Combinar la sandía, melón dulce, jengibre, zanahoria y banana en una juguera. Pulsar.

Transferir a un vaso y añadir hielo picado antes de servir.

Información nutricional por porción: Kcal: 188, Proteínas: 3.4g, Carbohidratos: 52.8g, Grasas: 0.9g

51. Jugo de Pera y Pepino

Ingredientes:

1 pera mediana, sin centro

1 taza de pepino, en rodajas

1 taza de col rizada, en trozos

1 manzana verde pequeña, sin centro

Preparación:

Lavar la pera y cortarla por la mitad. Remover el centro y trozarlo.

Lavar el pepino y cortarlo en rodajas finas. Rellenar un vaso medidor y reservar el resto.

Lavar la col bajo agua fría y colar. Romper con las manos y dejar a un lado.

Lavar la manzana y remover el centro. Trozar y dejar a un lado.

Combinar la pera, pepino, col y manzana en una juguera, y pulsar. Transferir a un vaso y añadir hielo antes de servir.

Información nutricional por porción: Kcal: 177, Proteínas: 4.4g, Carbohidratos: 54.5g, Grasas: 1.2g

OTROS TITULOS DE ESTE AUTOR

70 Recetas De Comidas Efectivas Para Prevenir Y Resolver Sus Problemas De Sobrepeso: Queme Calorías Rápido Usando Dietas Apropiadas y Nutrición Inteligente

Por

Joe Correa CSN

48 Recetas De Comidas Para Eliminar El Acné: ¡El Camino Rápido y Natural Para Reparar Sus Problemas de Acné En 10 Días O Menos!

Por

Joe Correa CSN

41 Recetas De Comidas Para Prevenir el Alzheimer: ¡Reduzca El Riesgo de Contraer La Enfermedad de Alzheimer De Forma Natural!

Por

Joe Correa CSN

70 Recetas De Comidas Efectivas Para El Cáncer De Mama: Prevenga Y Combata El Cáncer De Mama Con una Nutrición Inteligente y Alimentos Poderosos

Por

Joe Correa CSN